U0199182

共享地球，不要共享病毒

郝爽 著

睡大宝 绘

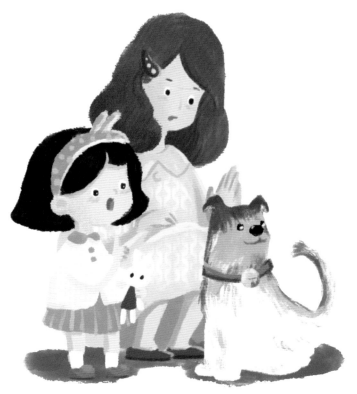

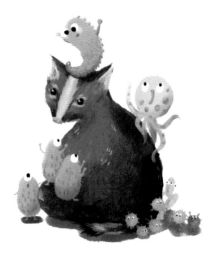

图书在版编目（CIP）数据

共享地球，不要共享病毒 / 郝爽著；睡大宝绘. --
北京 ：中国林业出版社，2020.6
ISBN 978-7-5219-0568-7

Ⅰ.①共... Ⅱ.①郝...②睡... Ⅲ.①病毒病－预防
（卫生）－基本知识②动物－关系－人类－基本知识 Ⅳ.
①R511.01②Q958.12

中国版本图书馆CIP数据核字(2020)第085457号

中国林业出版社·自然保护分社／国家公园分社
策划编辑：肖 静
责任编辑：何游云 肖 静
出版发行 中国林业出版社（100009 北京市西城区德内大街刘海胡同7号）
　　　　　http://lycb.forestry.gov.cn 电话：（010）83143577 83143574
印　　刷 北京雅昌艺术印刷有限公司
排　　版 深圳市知初自然文化传播有限公司
版　　次 2020年6月第1版
印　　次 2020年6月第1次
开　　本 787mm×1092mm 1/20
印　　张 2.4印张
字　　数 10千字
定　　价 46.00元

动物在你心中是怎样的？

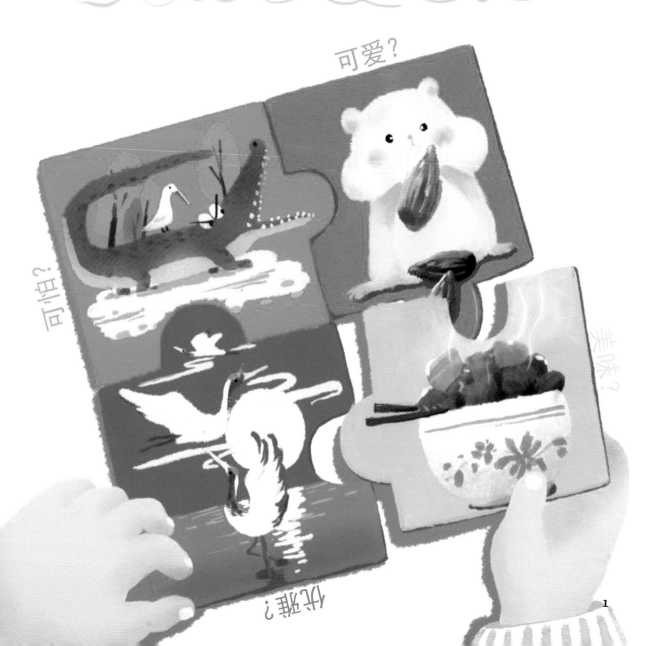

可爱？

可怕？

美味？

优雅？

其实，绝大多数动物比人类更早出现在地球上，它们并不在意人类对它们的态度和喜好，一直在各自的领地努力地生活，构成地球生态系统的重要要素。生态系统历经地球亿万年演化形成，其中任何一个环节受到干扰或缺失都会产生意想不到的后果。

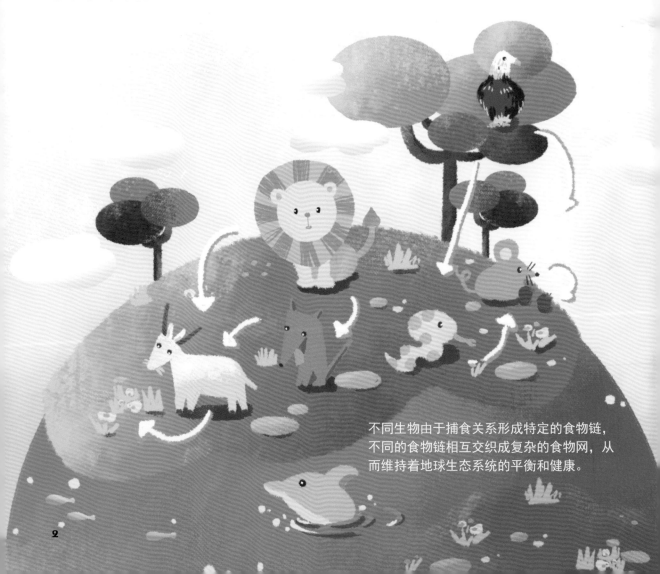

不同生物由于捕食关系形成特定的食物链，不同的食物链相互交织成复杂的食物网，从而维持着地球生态系统的平衡和健康。

比如，在我国南方地区，中华穿山甲遭受人类大量捕杀而濒临灭绝，导致它的主要食物——白蚁因缺少天敌而迅速增加，人类不得不忍受白蚁泛滥之苦。

人类帮我们把敌人都干掉了，弟兄们放心啃吧！

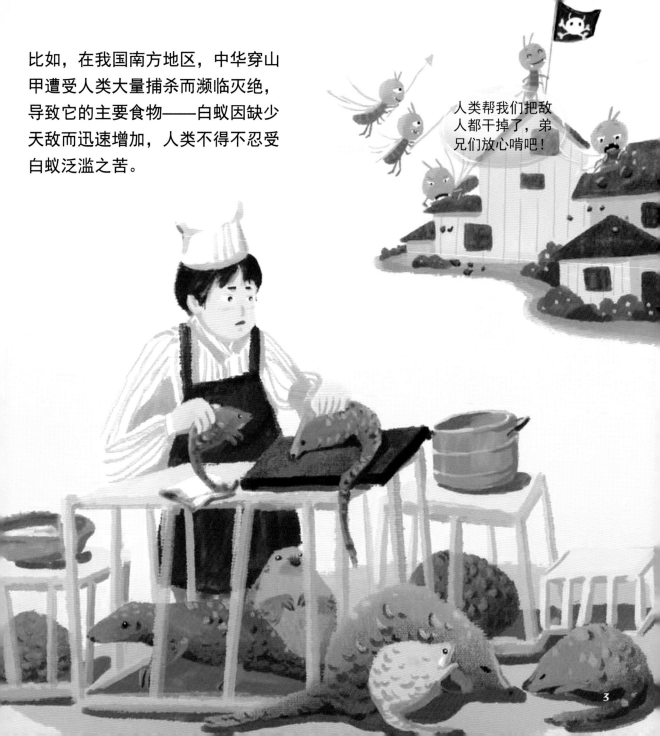

又如，美国黄石国家公园为了保护鹿群而大量捕杀它们的捕食者——狼，这种方式使鹿群的数量得到了迅速增长，然而，草地和森林却在鹿群的踩踏和啃食中严重退化。结果，生态系统遭受了严重的破坏，鹿群还是无法避免地大量死亡。

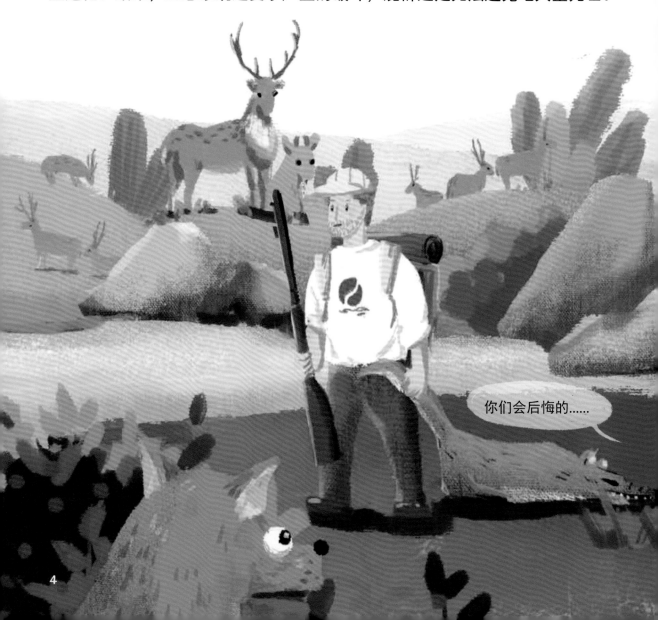

再如，人类无意间在原本没有野兔的澳大利亚引入了野兔，这一新加入的物种因缺乏天敌而肆意繁殖，人类无奈之下只好再引进野兔的天敌——狐狸以求控制野兔数量。不曾想，狐狸却将捕猎对象转向了有袋类动物，致使珍贵的有袋动物数量下降，造成了更大的生态危机。

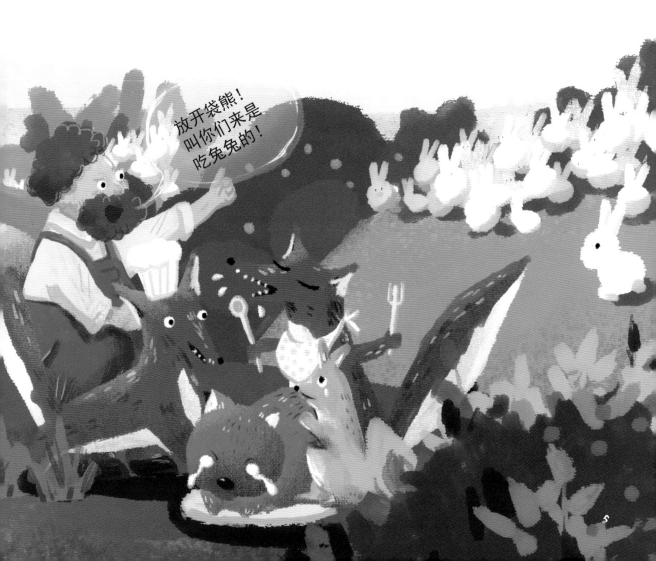

看不到的危险 — 病原体

地球上除了人和动物，还有一类微小而古老的生物，它们早在数十亿年前就已经生活在地球上。人类出现以后，这些微小的生物也一直和我们相伴相生。它们平时被封存在潘多拉的魔盒中，我们看不到，也感受不到它们的存在。但是，它们偶尔会从魔盒中跑出来，占领人类的身体，使我们生病。

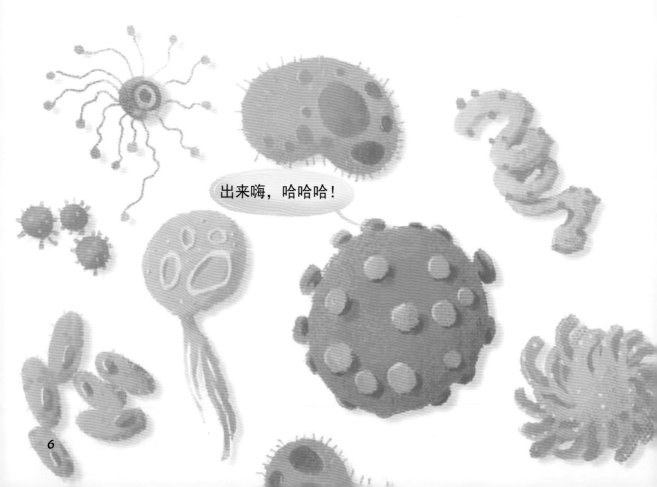

这些微小的生物有病毒、细菌、寄生虫等。它们不能独立存在，只能借住在某些特定的动物或人类身体中，靠夺取别人体内的营养存活和繁殖。这种"借住"的行为叫寄生，被借住的动物叫宿主。有时这些微小生物会让宿主生病，所以我们叫它们病原体。

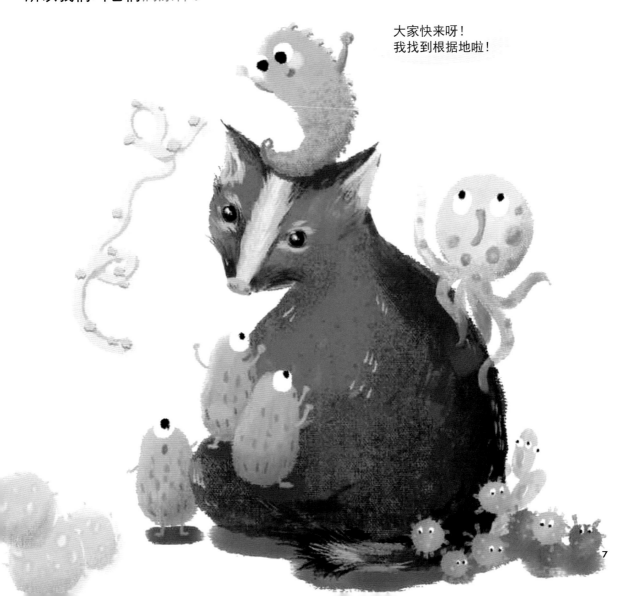

大家快来呀！
我找到根据地啦！

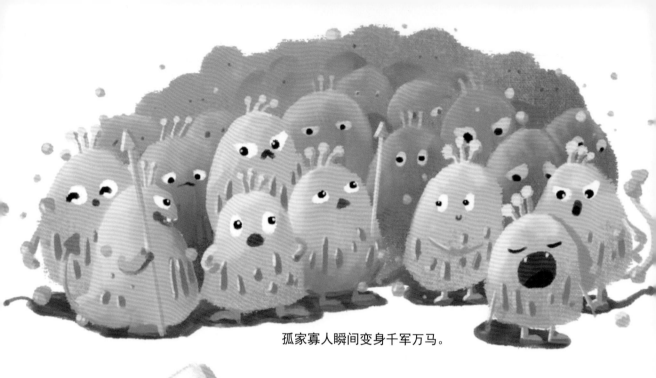

孤家寡人瞬间变身千军万马。

病原体很小，在外界环境中寿命也非常短（通常几分钟甚至几秒钟就死掉了），但是它们繁殖速度惊人。当它们有了庞大的队伍，就可以摧毁看似比它们强壮很多的动物和人，导致他们生病。

地球上的病原体种类非常非常的多，我们对它们这个庞大的家族知之甚少。每种病原体只能生活在一种或者几种动物（宿主）身体里，而且，每种宿主对病原体的反应并不同，有的宿主可以和病原体和平共处，而有的宿主就会因为病原体过分侵蚀自身的营养而生病。现在，我们并不完全清楚哪些病原体可以寄生在哪些动物身上，以及被寄生的动物会不会生病。最好的办法就是不要让病原体从潘多拉魔盒中跑出来。

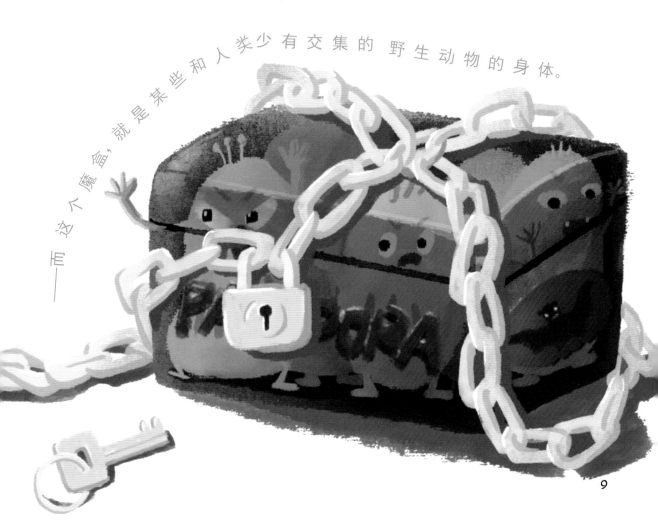

——而 这 个 魔 盒，就 是 某 些 和 人 类 少 有 交 集 的 野 生 动 物 的 身 体。

曾经的安静详和

在茹毛饮血的原始社会，人类获取蛋白质的主要手段是狩猎，这是人和动物产生联系的开端。原始人类并不知道那些看不见的病原体的存在，有时他们也会在难得的饱餐之后生病甚至死亡，但他们并不知道是为什么。而且，由于当时人类的活动距离有限、人和人的接触比较少，病原体也很难在人群中大规模扩散。

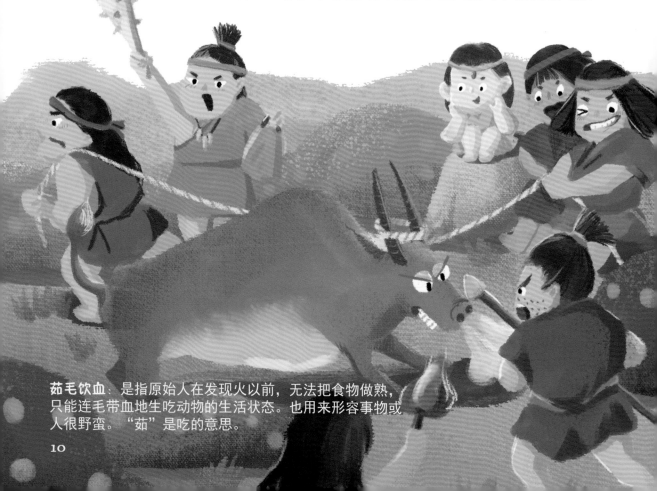

茹毛饮血：是指原始人在发现火以前，无法把食物做熟，只能连毛带血地生吃动物的生活状态。也用来形容事物或人很野蛮。"茹"是吃的意思。

后来，原始人类开始定居生活，形成了早期的农业社会。人们不想再辛苦地出去捕猎，于是他们开始捕捉一些野生动物来圈养和驯化，便出现了饲养动物。饲养的动物有些会被吃掉，比如，猪和鸡；

圈养：把动物关在围栏里或其他限定的空间内饲养。

驯化：对野生动物和植物的自然生长和繁殖过程进行人工控制，使动植物朝着人类需要的方向变化，即动物逐渐丧失野性变得顺从，植物可以产出更多人类需要的食物。

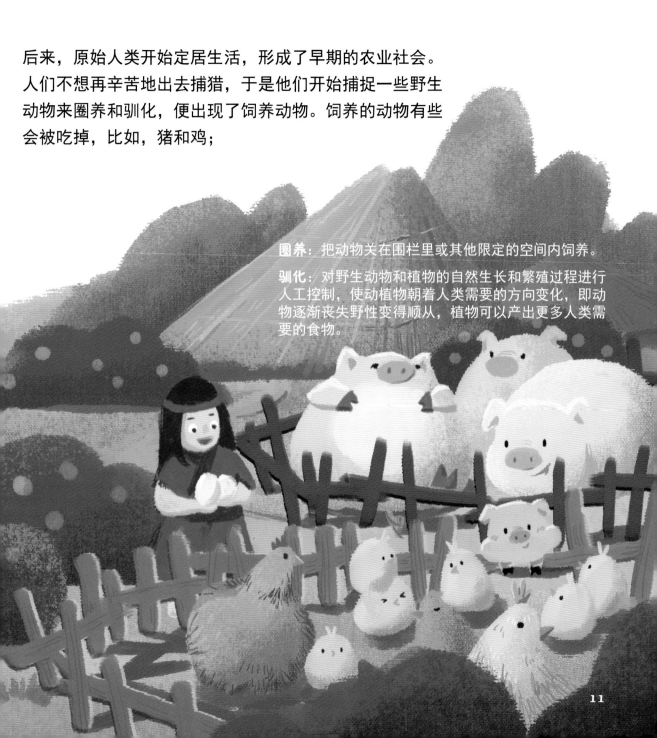

有些用来帮忙干活，比如，牛和马；

有些用来看家或陪伴人类，比如，猫和狗。

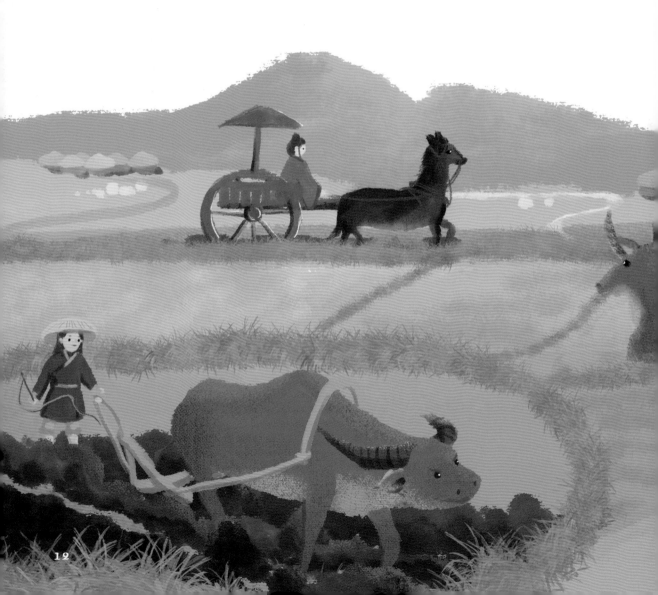

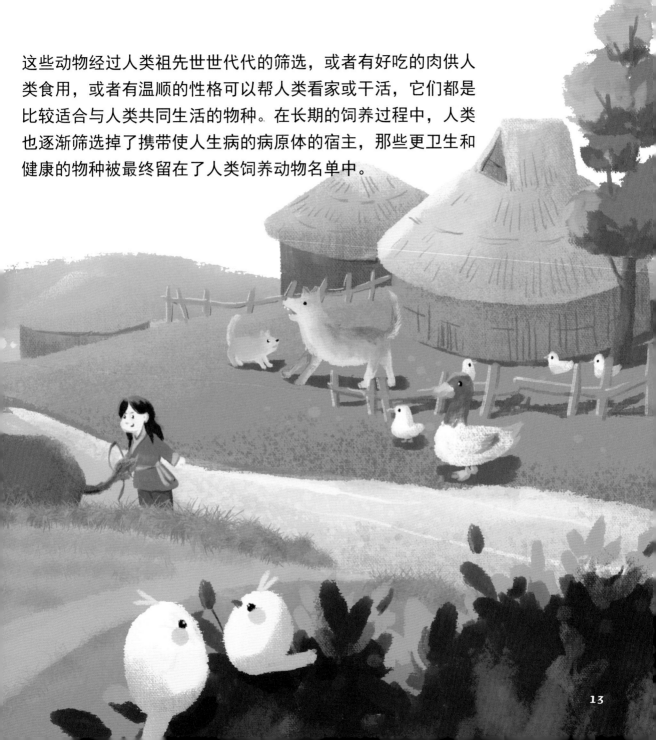

这些动物经过人类祖先世世代代的筛选，或者有好吃的肉供人类食用，或者有温顺的性格可以帮人类看家或干活，它们都是比较适合与人类共同生活的物种。在长期的饲养过程中，人类也逐渐筛选掉了携带使人生病的病原体的宿主，那些更卫生和健康的物种被最终留在了人类饲养动物名单中。

尤其是在医学和生物学明显进步以后，人类对可能从饲养动物传染给人类的传染病有了充分认识，并设立了动物检疫流程。通过检疫手段识别出可能携带传染病的动物个体，对它们进行隔离或特殊处理，以保证流入市场的肉类是健康的。

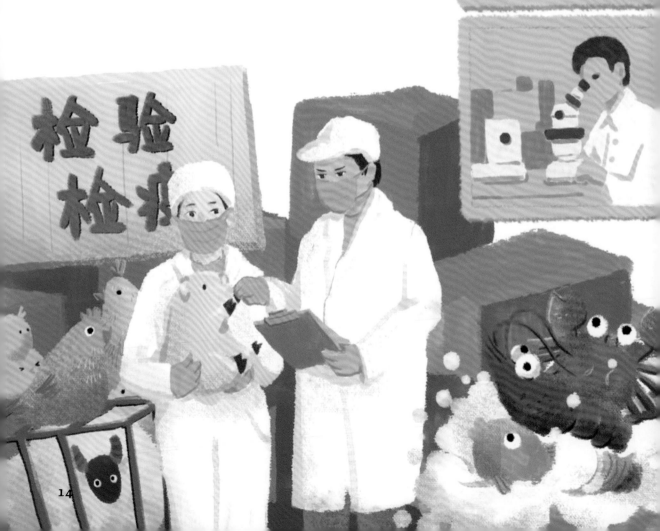

常规的宠物猫和狗因为经过了人类千万年的驯化，它们身上可以携带的病原体（比如，狗身上可能携带狂犬病毒，猫可能携带弓形虫）已经被我们充分掌握，只要按时为它们接种疫苗来预防和控制病原体感染，我们人体就不会受到危害。而在人群中流行的病原体，也不一定会感染宠物猫和狗，因为每种病毒有特定的宿主，即便近距离接触，病毒也无法跨越物种障碍，从人身上传染到宠物身上。

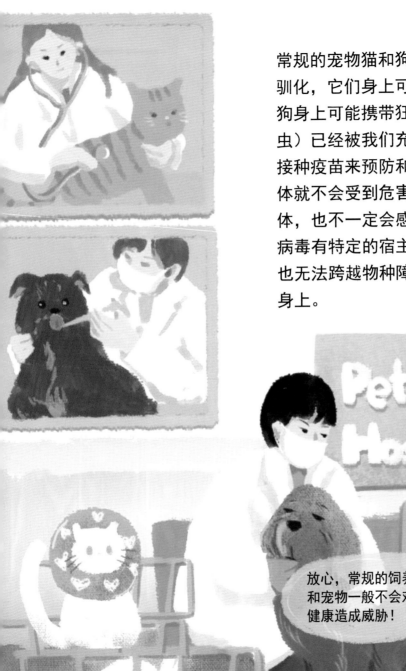

放心，常规的饲养动物和宠物一般不会对人类健康造成威胁！

界限是如何打破的?

除了人类饲养的动物和宠物外，还有很大一部分动物独自在野外生活。在人类几万年的历史中，大部分时空里，人类和野生动物是互不相干的，他们之间有比较安全的边界，在界限两端互相保持警惕。

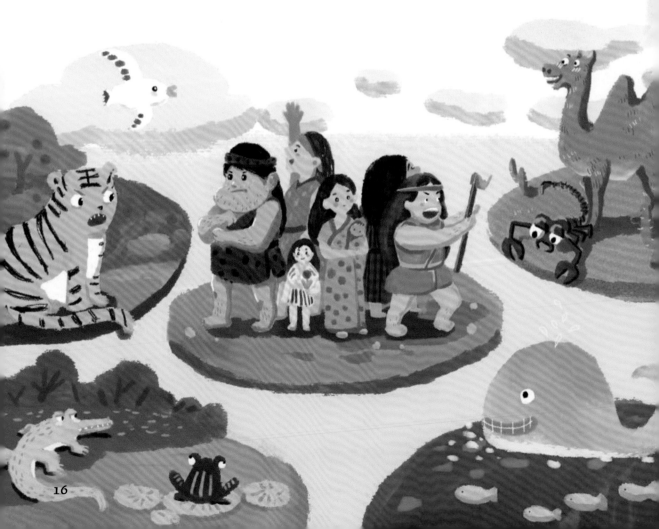

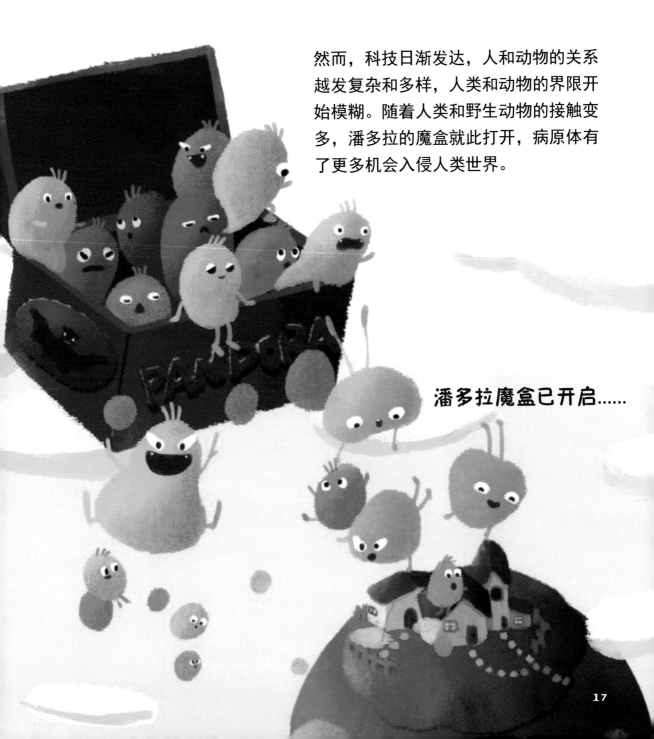

然而，科技日渐发达，人和动物的关系越发复杂和多样，人类和动物的界限开始模糊。随着人类和野生动物的接触变多，潘多拉的魔盒就此打开，病原体有了更多机会入侵人类世界。

潘多拉魔盒已开启……

17

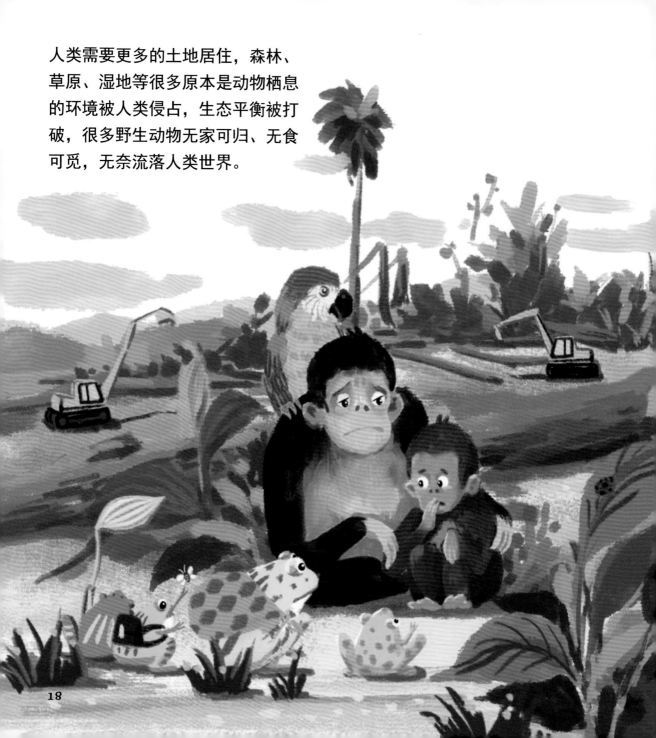

人类需要更多的土地居住，森林、草原、湿地等很多原本是动物栖息的环境被人类侵占，生态平衡被打破，很多野生动物无家可归、无食可觅，无奈流落人类世界。

现代社会的广泛交流，也间接地造成了一些原本只生活在特定地区的动物随着人类活动被带到其他地区。来到全新环境的动物因为缺少了原生环境中的天敌而迅速繁殖，导致其携带的病原体也随之累积。

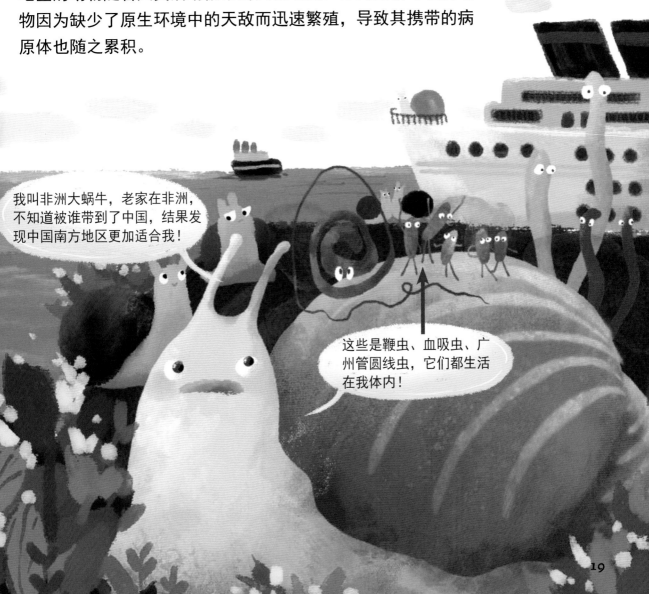

我叫非洲大蜗牛，老家在非洲，不知道被谁带到了中国，结果发现中国南方地区更加适合我！

这些是鞭虫、血吸虫、广州管圆线虫，它们都生活在我体内！

除了常规的猫和狗之外，有人出于猎奇或占有的目的，饲养一些不常见的动物作为宠物，这些动物被称为"异宠"。

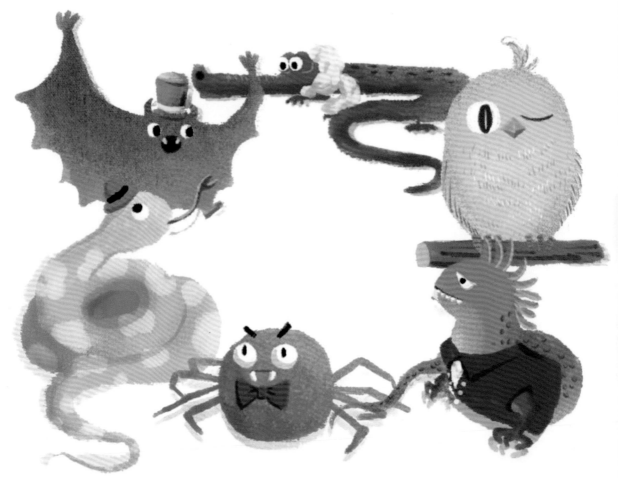

一般所说的异宠主要是指很少人饲养的动物，比如，不常见的蜥蜴、蛇、蜘蛛，甚至蝙蝠等，目前此类动物作为宠物没有明确的法律法规，建议饲养前查明是否属于国家保护动物或外来物种，饲养这两类动物是违法的；即便不在这两个清单中，对于一些非常见动物也需要对其潜在风险和饲养注意事项有充分了解，谨慎饲养，并严禁放生和随意遗弃（会对当地生态安全造成严重威胁）。介于罕见动物和常规宠物猫、狗之间的其他宠物，如兔子、乌龟、仓鼠、观赏鸟类，已经有较长时间饲养历史、人们对其习性和安全性有比较充分了解的，可遵照一般经验饲养，不在此文所说"异宠"范围内。

有人迷信野生动物对身体有特殊的好处，不惜花高价去吃那些并不好吃的肉。

被非法圈养和食用的动物当中甚至还有一些已经濒危的国家重点保护野生动物。
而且，它们所携带的病原体很可能在人类已有的认知之外，为病原体在人类世界
大规模扩散埋下了伏笔……

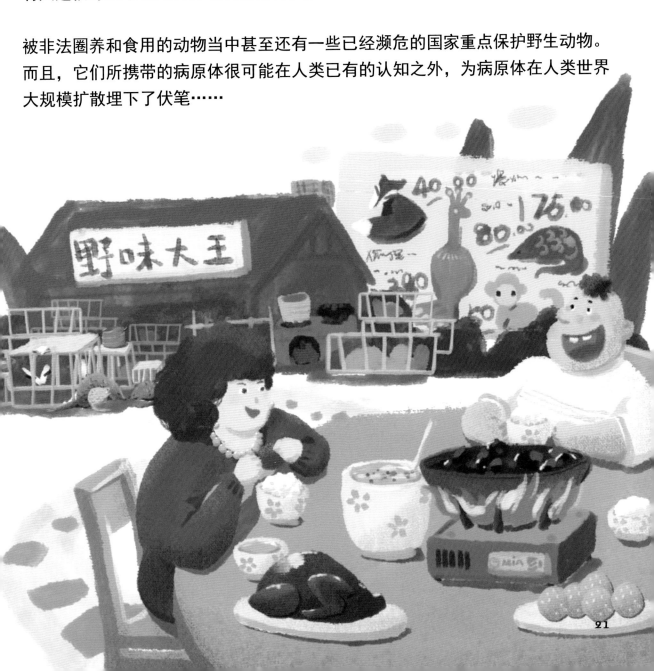

动物病毒"驰骋"人类世界

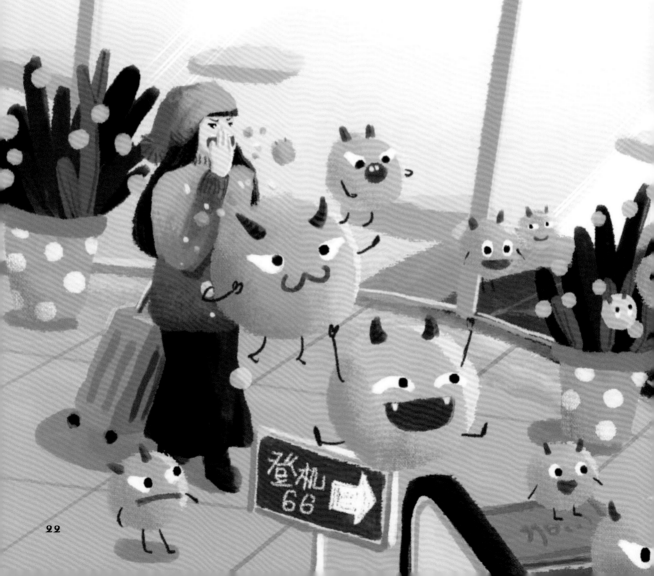

病原体不能独立生活，更不能自己移动，但是它会把自己藏在某些东西（介质）里，跟着介质到处跑。人类世界中存在的这种介质越多、介质的传播能力越强（比如，最强大的传播介质——空气），就会有越多的人和动物生病，从而形成瘟疫。

现代社会人们频繁地远距离迁移，使病原体也可以跟随染病的人类宿主快速移动到世界各地。

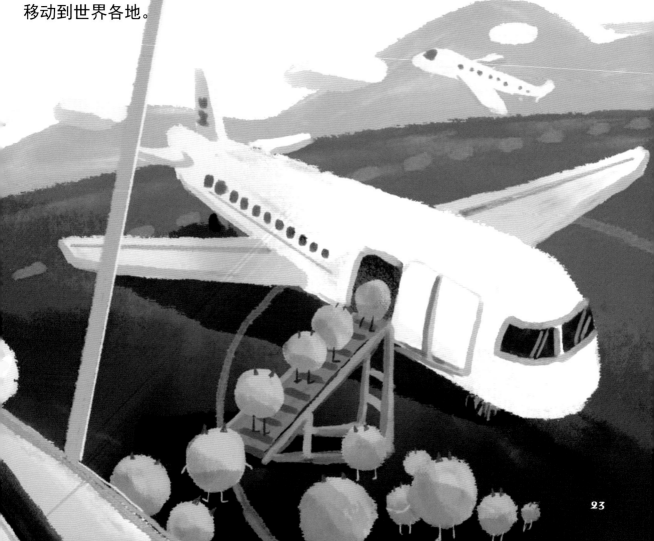

如果突然进入人类世界的病原体是人类以前所不知道的一种新型病原体，暂时没有消灭它的办法，并且这种病原体的传播能力比较强，往往可以随着飞沫、空气传播，那么这种病原体在没有人类的防控干预下就可能在很短的时间内传播给很多人，导致大规模突发公共卫生事件，贻害无穷。

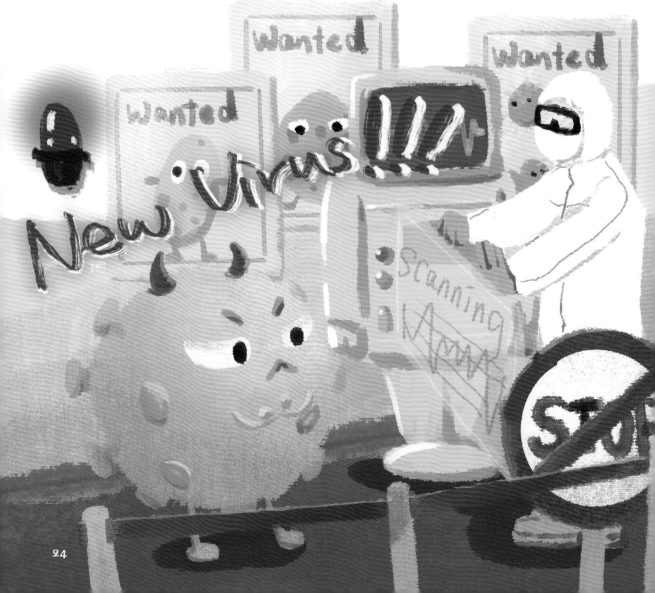

这其中最常见的是各类病毒。比如，2003年横扫中国的传染性非典型肺炎（SARS）病毒；2012年首次出现于中东地区的中东呼吸综合征（MERS）病毒；2014—2016年肆虐西非的埃博拉病毒。

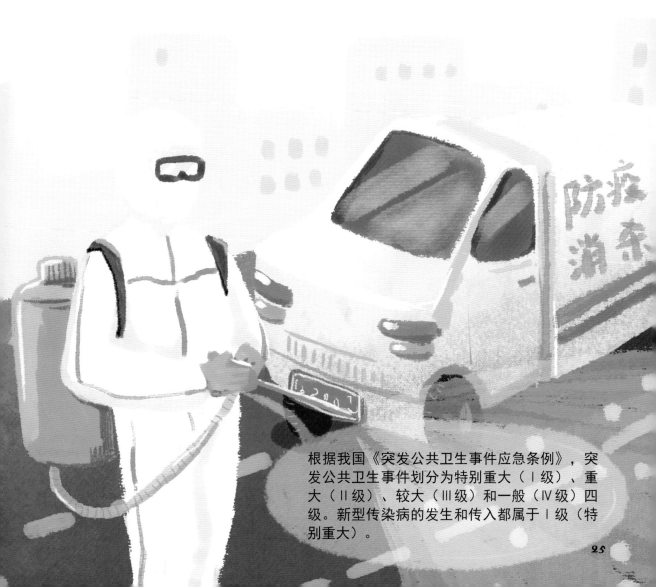

根据我国《突发公共卫生事件应急条例》，突发公共卫生事件划分为特别重大（Ⅰ级）、重大（Ⅱ级）、较大（Ⅲ级）和一般（Ⅳ级）四级。新型传染病的发生和传入都属于Ⅰ级（特别重大）。

自然宿主，中间宿主，接力传播

SARS、MERS、埃博拉这三种21世纪以来给人类造成惨重损失的突发病毒最初都是存在于一种动物身上——蝙蝠。蝙蝠这种强大的生物拥有独特的免疫系统，所以即使携带了数百种病毒，它也不会因此生病。这种可以与之和平共处的病毒的最初来源，就是某种 病毒的"自然宿主"。

我是蝙蝠。我们家族一共有一千多个成员，在中国有一百多个亲戚（一百多个物种）。作为唯一会飞的哺乳动物，我们的活动范围特别广，想去哪就去哪，我们身上的病毒兄弟也跟着我们到处跑，至于它们在哪掉队混进别人队伍里就不知道了。

蝙蝠平日跟人类的接触很少，它们身上的病毒也就很难有机会扩散到人类身上，人蝠各占一隅，相安无事——除非你非要去抓它来吃或者养在自己家……

你现在一定瞪大了眼睛表示难以置信，但是真的有人在做这些事情，而且，没人能保证这种超近距离接触不会把封印在蝙蝠体内的病毒就此带到人类世界。

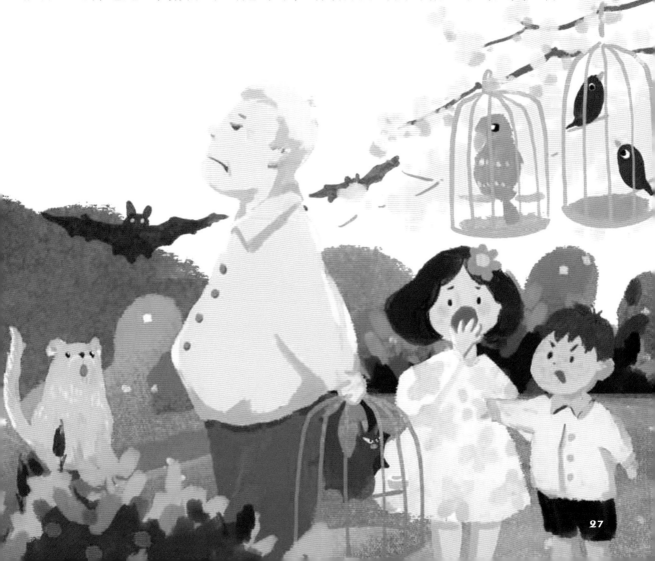

生物在繁殖的过程中会出现一些错误或发生一些变化（遗传学上称为变异），很多的变化积累在一起就可能导致一个新的物种产生。这种变化在人类和动物身上很少发生，生几百万个宝宝可能才发生一次这样小小的变化。但是，因为病毒生宝宝的速度极快，所以可以在很短的时间内发生很多次变化，产生一种全新的、人类无法制服的新的病毒。

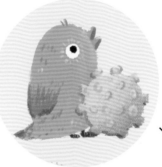

病毒A发生变异

原始病毒A不能
感染中间宿主鸟类

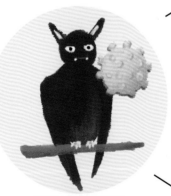

原始病毒A不能
感染其自然宿主

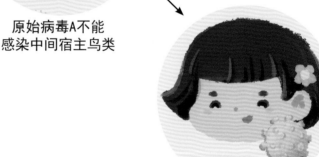

原始病毒A不
能感染人类

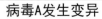

病毒A发生变异

原始病毒A不能
感染中间宿主猪

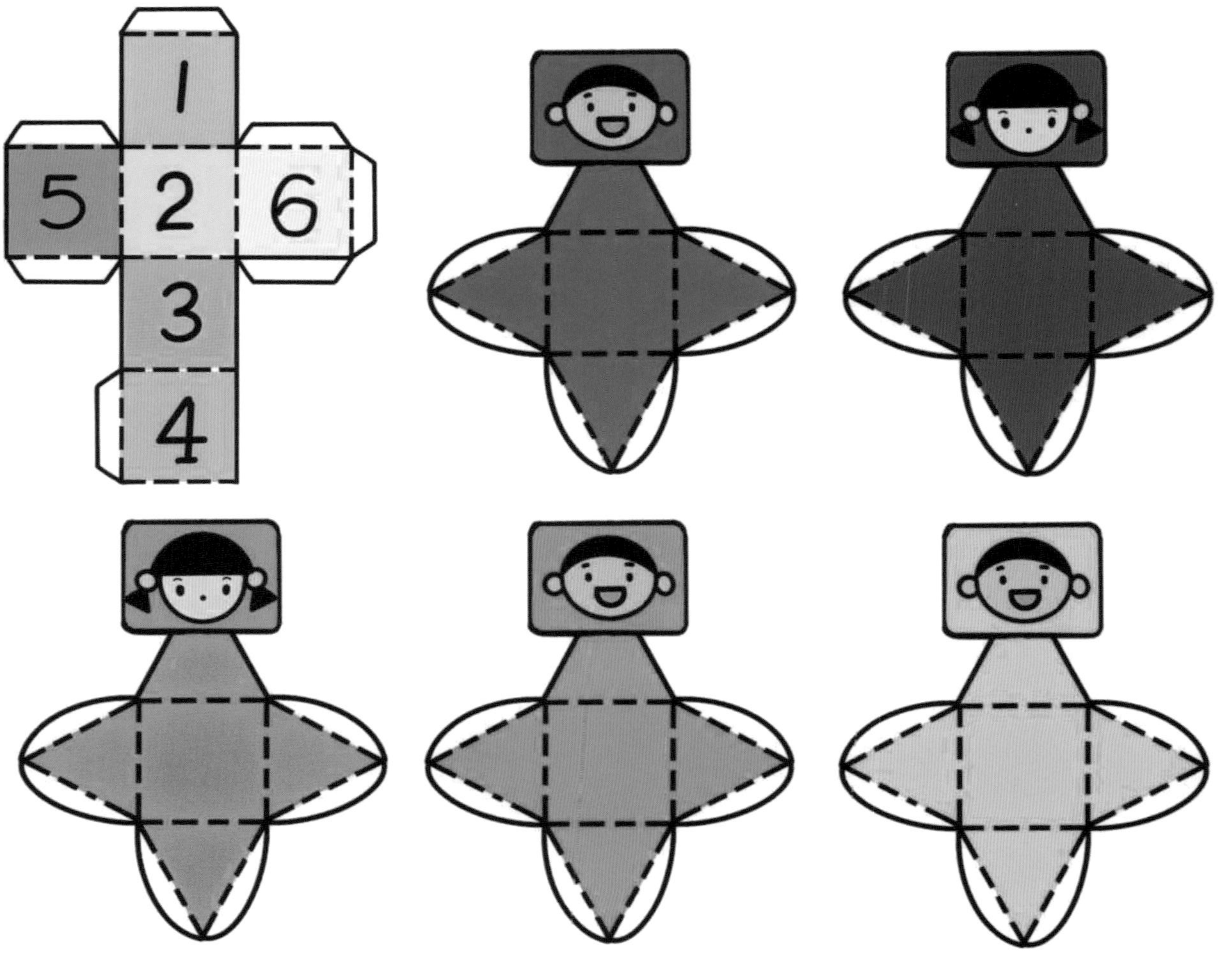
1
5
2
6
3
4

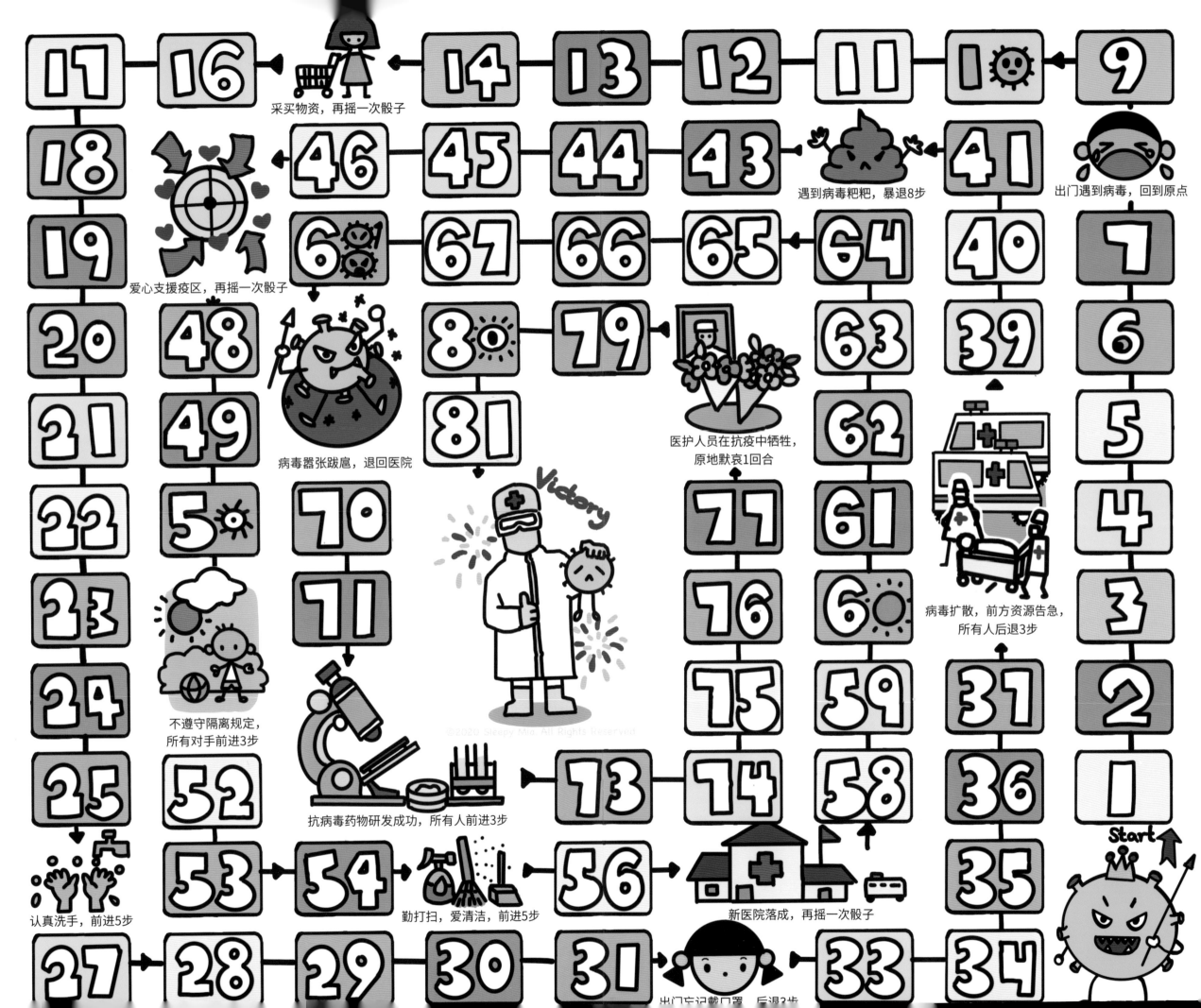

蝙蝠身上的病毒如果不发生变异，在安全距离以外一般也是很难感染人类的，但有时其他动物会充当人类和蝙蝠中间的搬运工。这些动物从蝙蝠身上获得了某些病毒，病毒在它们体内繁殖并发生变异，直到有一天获得感染人类的能力。这些搬运工动物在病原体传播过程中有一个名字，叫"中间宿主"。

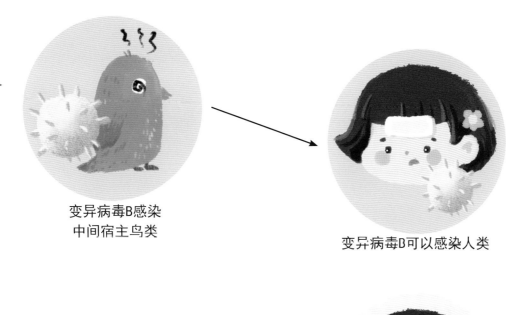

变异病毒B感染
中间宿主鸟类

变异病毒B可以感染人类

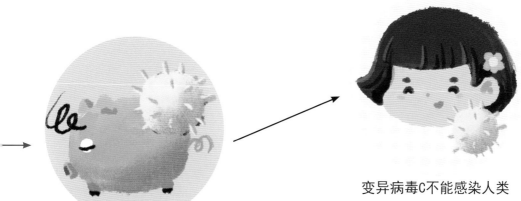

变异病毒C感染
中间宿主猪

变异病毒C不能感染人类

比如，2003年的SARS，正是因为可能跟蝙蝠的生活区域有交集的果子狸染上了蝙蝠身上的SARS病毒，好食野味之人吃了果子狸的肉，于是把SARS病毒带到了人类身体中，而这种病毒的传播媒介就是无处不在的空气。所以，一时之间，全球近万人感染了这种第一次交锋、让人束手无策的可怕病毒。

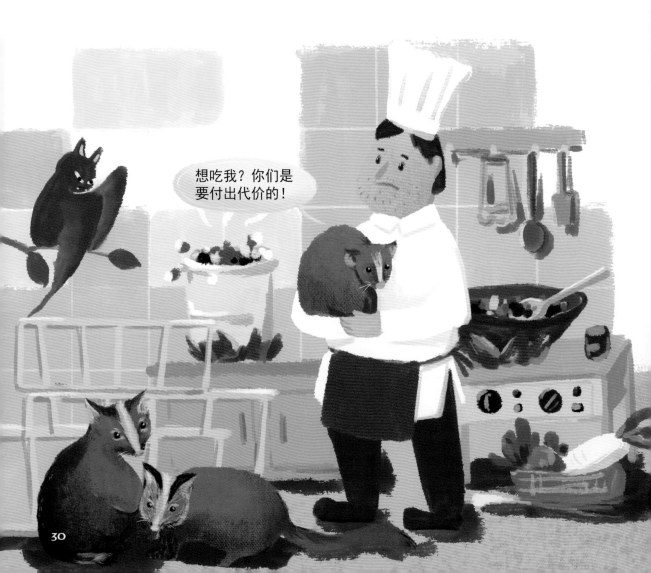

西非的埃博拉疫情同样是因为蝙蝠携带的埃博拉病毒。野外的黑猩猩在和蝙蝠的接触中感染了这种病毒而大量生病死亡。当地有些生活穷困的人，把死掉的大猩猩当作免费的肉给吃掉了，于是感染了这种病毒。之后，这种病毒在当地人群中广泛传播，造成了大量的人口死亡。

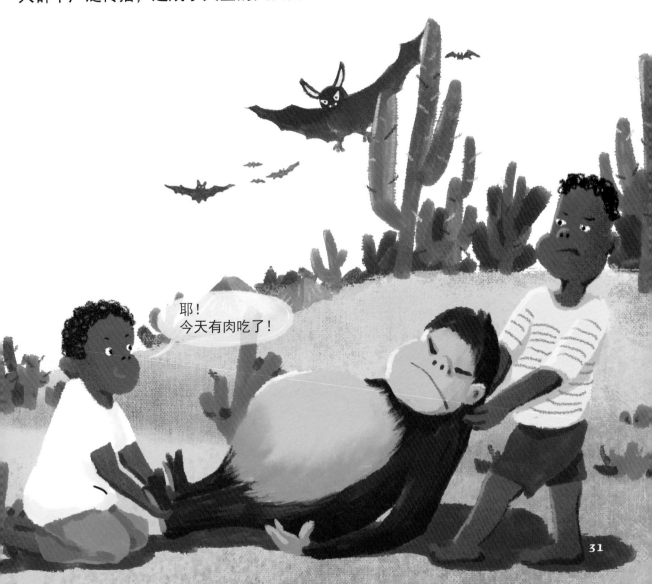

耶！
今天有肉吃了！

MERS病毒被发现于蝙蝠和骆驼体内。目前研究认为，蝙蝠是MERS病毒的自然宿主，骆驼是它的中间宿主。中东国家地处沙漠地区，骆驼是人们生活中经常接触到的动物。MERS病毒导致骆驼生病，人在和患病骆驼的接触中将这种病毒带到自己身上，并在人类之间传播。2012年，MERS病毒在沙特阿拉伯第一次被发现，并于2015年在韩国造成较大规模流行，导致全球一千多人感染，四百多人死亡，是一种死亡率很高的传染病。

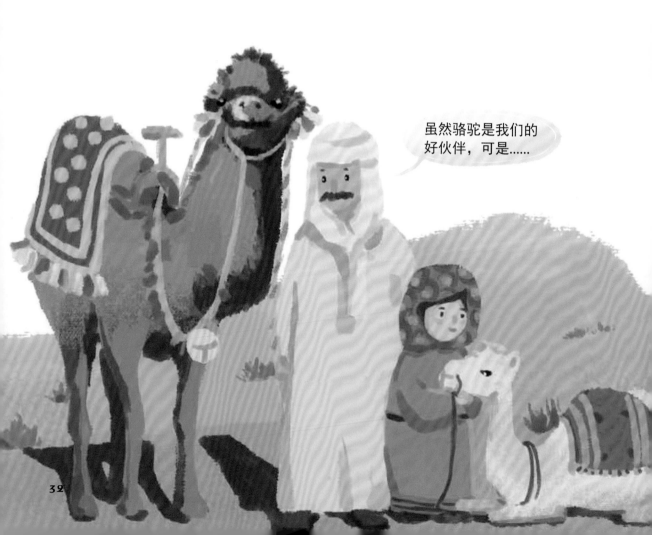

随着人类对病原体的了解越来越多，以及病原体自身的变异，近年来，除了野生动物，人类也开始在某些饲养动物身上发现可以感染人的病原体，像鸡和猪也可以成为某些病原体的中间宿主，传播禽流感、猪瘟。但是，由于饲养动物比较容易管理和控制，这些病毒大部分可以被快速地控制，并且一旦发现这些食用饲养动物生病，检疫流程会禁止它们流入人类的餐桌。所以，一般来讲，正规渠道购买的食用饲养动物是比较安全的。

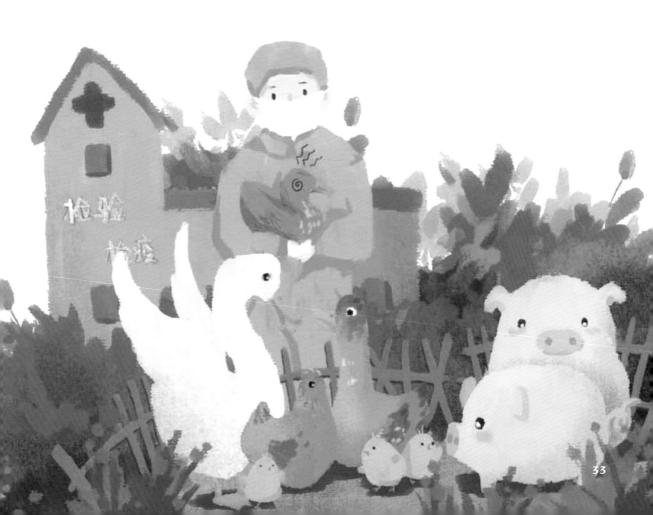

我们已经知道的危险清单

目前，人类已经掌握了一些会导致严重疫情的病原体及其宿主的信息，除蝙蝠外，还有这些野生动物种类都是需要我们警惕的，不要随意去侵扰它们的生活，跟它们产生过多交集。

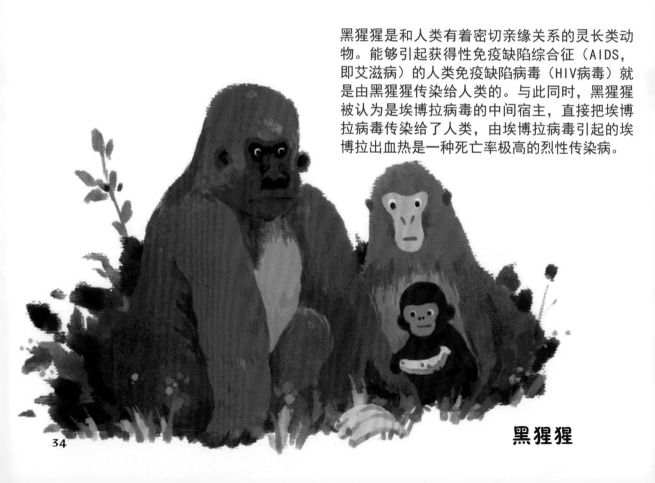

黑猩猩是和人类有着密切亲缘关系的灵长类动物。能够引起获得性免疫缺陷综合征（AIDS，即艾滋病）的人类免疫缺陷病毒（HIV病毒）就是由黑猩猩传染给人类的。与此同时，黑猩猩被认为是埃博拉病毒的中间宿主，直接把埃博拉病毒传染给了人类，由埃博拉病毒引起的埃博拉出血热是一种死亡率极高的烈性传染病。

黑猩猩

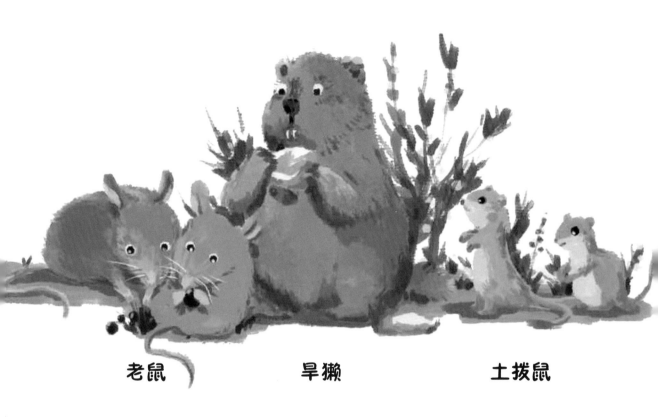

老鼠　　　　　**旱獭**　　　　　**土拨鼠**

老鼠、旱獭、土拨鼠等啮齿类动物可以携带与传播多种病原体，包括蠕虫、微丝蚴、弓形虫等寄生虫，以及最著名的鼠疫杆菌。鼠疫是人类历史上最知名的烈性传染病，曾经在1347至1353年夺走了当时欧洲三分之一人口的生命。除此之外，老鼠可以携带传染的疾病还有流行性出血热、斑疹伤寒等。而旱獭可以作为狂犬病毒的宿主之一。个别游客因为旱獭憨态可掬的外形而近距离抚摸甚至亲吻旱獭，这是非常危险的行为。

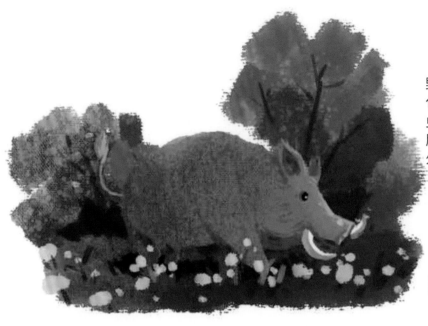

野猪可携带众多体内寄生虫，包括蛔虫、线虫、人体旋毛虫、细颈囊尾蚴等，可损伤肠、胃、大脑等多个器官；体外携带多种蜱虫。

野猪

果子狸可携带多种体内寄生虫，包括旋毛虫、斯氏狸殖吸虫等，一旦感染，可损伤人体肺部及中枢系统；还携带致命的狂犬病病毒；也被高度怀疑为SARS病毒的中间宿主，曾经SARS疫情的肆虐就可能是因为人类食用了携带SARS病毒的果子狸导致病毒进入人类世界。

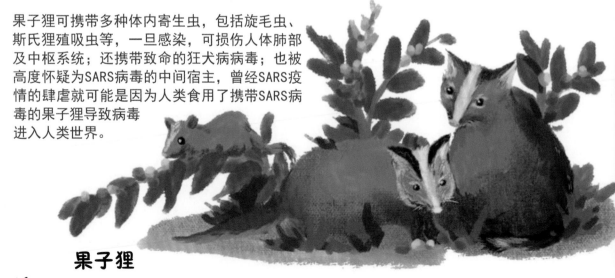

果子狸

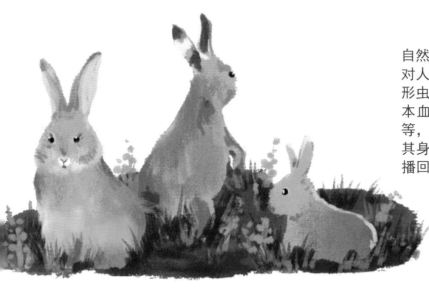

自然界中野生的兔子可能携带众多对人体有害的体内寄生虫，包括弓形虫、脑炎原虫、肝毛细线虫、日本血吸虫、囊尾蚴、连续多头蚴等，可损伤肠道肝脏等身体器官；其身体表面还携带多种蜱虫，可传播回归热、出血热等疾病。

野兔

因部分人相信穿山甲的鳞片和肉对人体有特殊的滋补效果，导致穿山甲被大量捕杀，目前中华穿山甲已接近灭绝。然而，并没有科学证据可以证明食用穿山甲有任何特殊裨益，而它身上所携带的弓形虫、肺吸虫、绦虫、旋毛虫等却可严重损伤人体肠胃，引发心肌炎、肺炎、肝炎等并发症。

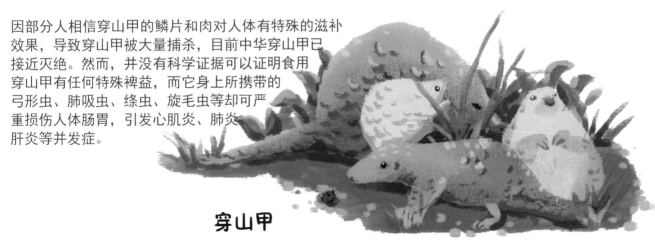

穿山甲

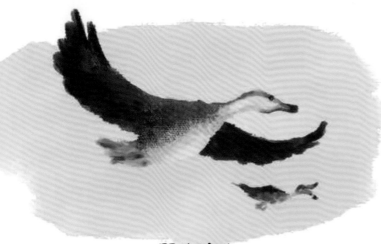

野生鸟类由于巨大的种群数量和大范围迁徙的生活习性，也是常见的病原体传播者。鸟类传播的病原体中，最著名的就是禽流感病毒。从20世纪初到2013年，禽流感已经发生多次变异，在人类中广泛传播，造成数百人死亡。在人类眼中，鸟是一种美丽的动物，如果你喜欢这种神奇的大自然精灵，可以参加科学的观鸟活动，在安全的距离外，安静地欣赏它们，不要去打扰它们的生活。

野生鸟类

骆驼被认为是MERS病毒的中间宿主。科学家研究认为这种病毒原本生活在蝙蝠体内，经由骆驼传染给人类。自2012年至2018年，由MERS病毒引发的中东呼吸综合征已经在27个国家传播，造成了2143人感染、750人死亡。

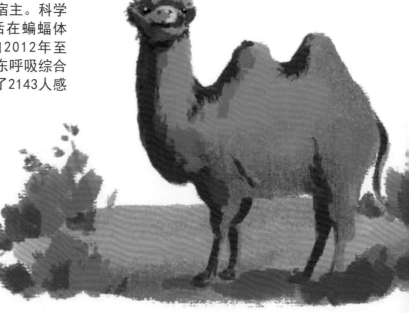

骆驼

其他动物不代表安全，只是我们尚不了解

不可因无知而无畏。

在人类出现以前，所有的野生动物在自然面前都是平等的，在亿万年来形成的生态系统中拥有自己稳定而明确的位置。然而，区区数万年的人类文明，就使我们成为了这个星球上最强大的物种。我们在地球上看似所向披靡、战无不胜，然而在比我们渺小无数倍的病毒面前，我们突然变得很无力……

妈妈，病毒是不是来帮野生动物报仇的？

遇到这些情况，你应该……

不伤害野生动物是我们的底线，但即便出于喜爱，也请不要打破安全距离。亲吻，甚至近距离的抚摸、合照，都很可能导致病原体在人和动物之间传播，是风险很高的行为；也不要擅自投喂，不合适的食物可能损害动物的健康。

擅自靠近 ✖

擅自投喂 ✖

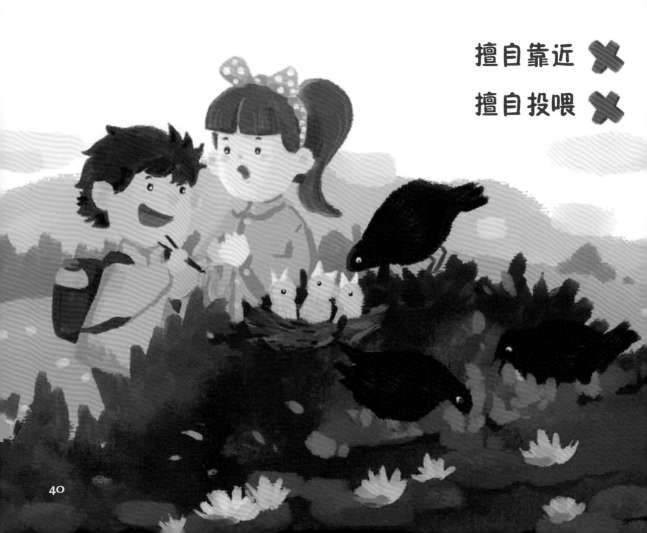

若在野外偶遇受伤需要救助的小鸟等野生动物，请联系野生动物保护部门进行专门的救治，非专业的处理不仅有传播疾病的风险，也可能对受伤动物造成二次伤害。

寻求专业救助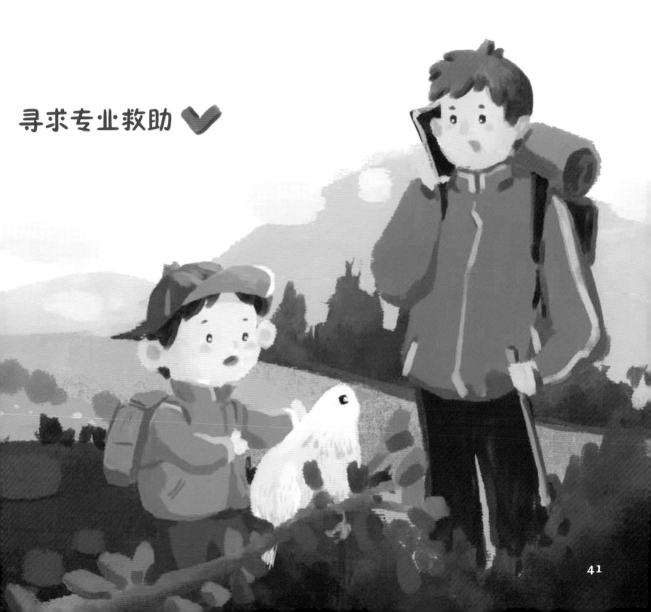

对流浪猫和流浪狗这样介于宠物和野生动物之间的特殊群体，我们往往充满怜爱，会给它们喂食。但流浪动物的过度繁殖也会对城市生态系统造成破坏，比如，流浪猫会捕食城市鸟类。所以，最好的办法是对流浪动物集中收容，再由人领养至各自家中。如果你与某只流浪动物建立了相互的感情，可以将其领养回家中，及时安排体检、打疫苗、必要的绝育等健康措施。

收容/领养 💙

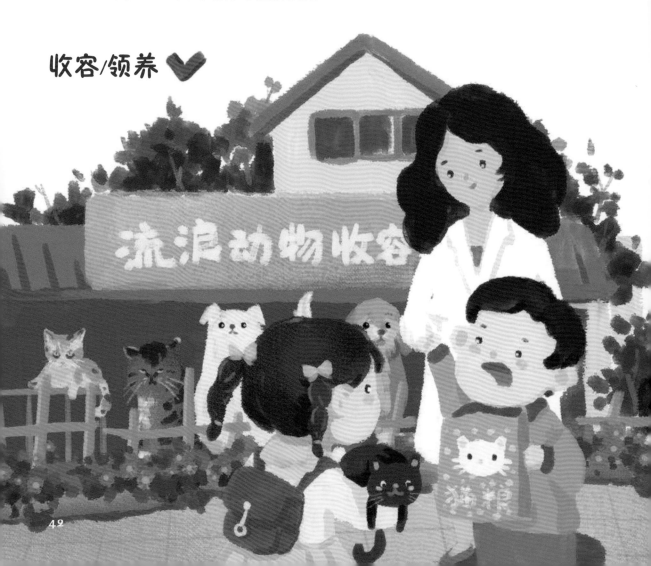

如果有商家打着一些新奇的口号，将野生动物圈养起来进行展示，请用行动拒绝这种买卖。除了专业的动物园和保育机构外，圈养即是对野生动物极大的伤害。在没有充分防疫措施的情况下，高密度的野生动物生存环境可能造成病原体在物种间传播和扩散，参观此类场所的人类自然也无法幸免。

非法动物圈养/表演

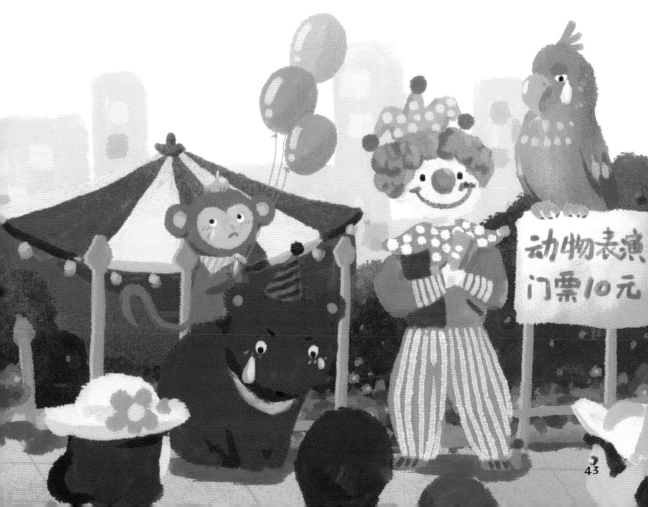

野生动物从不期望从人类身上得到什么。

只是不想被剥夺家园、被关在笼子里、被人类吃掉。

如果害怕，请远离它们；如果喜爱，请欣赏它们；如果怜悯，请保护它们。

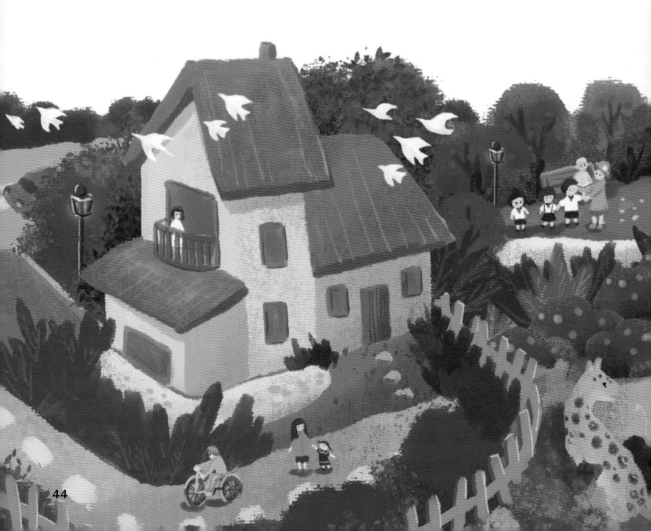

共享地球，不要共享病毒！
请和野生动物保持安全距离，
不要过分侵扰。

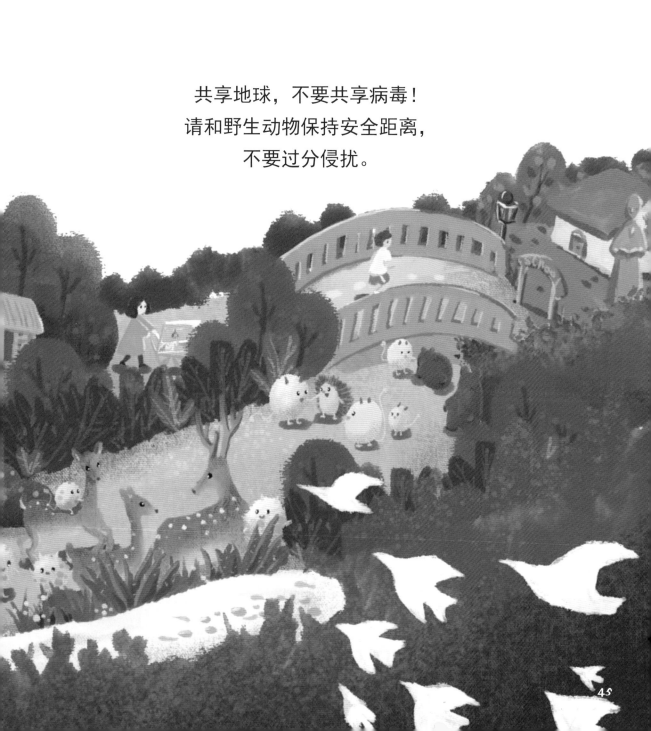